1

Noccioli di albicocca – una cura per il cancro con la vitamina B17?

Una medicina antica che la moderna industria farmaceutica nasconde

Marcus D. Adams

© *2020, Marcus D. Adams, 2eme Edition*

Edition : BoD - Books on Demand

12/14 rond-point des Champs Elysées

75008 Paris

Imprimé par BoD – Books on Demand, Norderstedt

ISBN : 978-2-3222-4324-2

Dépôt légal : 10/2020

Introduzione

Utilizzando questo libro, accetti in pieno queste condizioni.

Nessuna indicazione

Il libro contiene informazioni. L'informazione non è un'indicazione e non dovrebbe essere recepita come tale.

Se pensi di avere una malattia dovresti consultare immediatamente il medico. Non ritardare, trascurare o seguire mai in maniera discontinua le indicazioni del medico a causa delle informazioni del libro.

Nessuna rappresentanza o garanzia

Escludiamo nella misura massima della legge applicabile alla sezione sottostante ogni rappresentanza, garanzia e iniziativa relativa al libro.

Fatta salva la generalità del paragrafo precedente, non rappresentiamo, garantiamo e non ci impegniamo o assicuriamo:

- che le informazioni contenute nel libro siano corrette, accurate, complete o non ingannevoli;

- che l'uso della guida nel libro porterà particolari risultati.

Limitazioni ed esclusioni di responsabilità

Le limitazioni ed esclusioni della responsabilità descritte in questa sezione e altrove in questo disclaimer: sono soggette alla sezione 6 sottostante; impediscono tutte le responsabilità derivanti dal disclaimer o relative al libro, incluse le responsabilità inerenti al contratto, a illeciti civili o per violazione degli obblighi di legge.

Non siamo responsabili di qualsiasi perdite o eventi che vanno oltre il nostro controllo.

Non siamo responsabili riguardo a perdite economiche, perdite o danni a guadagni, reddito, utilizzo, produzione, risparmi, affari, contratti, opportunità commerciali o favori.

Non siamo responsabili riguardo a qualsiasi perdita o danneggiamento di qualsiasi dato, database o programma.

Non siamo responsabili riguardo a qualsiasi particolare perdita o danno indiretto o conseguente.

Eccezioni

In questo disclaimer niente può: limitare o escludere la nostra responsabilità di morte o lesione personale causata da negligenza; limitare o escludere la nostra responsabilità per frode o false dichiarazioni; limitare le nostre responsabilità in qualsiasi modo vietato dalla legge; o escludere le nostre responsabilità che non possono essere escluse dalla legge.

Separabilità

Se una sezione di questo disclaimer è giudicata illegale e/o inapplicabile dalle autorità competenti, le altre sezioni continuano ad essere valide.

Se qualsiasi sezione illegale e/o inapplicabile sarebbe legale o applicabile cancellandone una parte, verrà considerata la possibilità di cancellare quella parte e il resto della sezione continuerà ad essere valida.

Legge e giurisdizione

Questo disclaimer sarà disciplinato e intepretata conformementedalla legge svizzera, e ogni disputa relativa a questo disclaimer sarà soggetta all'esclusiva giurisdizione dei tribunali della Svizzera.

Introduzione

Il cancro comprende un gruppo di malattie che coinvolgono la crescita anormale di cellule con il potenziale di diffondersi ad altre parti del corpo. Le cellule crescono in grumi e gruppi chiamati tumori, ma questo non succede sempre. Alcuni tumori non si diffondono e sono chiamati tumori non-cancerosi o benigni. La leucemia, per esempio, prende di mira la circolazione del sangue nel corpo umano. Le cellule cancerose vengono trasportate e si diffondono attraverso il flusso sanguigno e quindi impediscono la normale funzione del corpo. I tumori cancerosi di solito hanno un effetto vicinanza, ossia danneggiano il sistema nervoso, quello circolatorio, il sistema digestivo e riproduttivo. Gli ormoni sono a volte rilasciati dal cancro e possono cambiare il modo in cui il corpo agisce. Quando il cancro inizia a diffondersi nel corpo umano, si parla di cancro metastatico. Il processo secondo cui le cellule tumorali si diffondono ad altre parti del corpo è chiamato metastasi. Guardando le cellule tumorali metastatiche attraverso un microscopio vediamo che non ci sono molte differenze tra le cellule tumorali originali e le cellule tumorali metastatiche.

Non ogni cambiamento che avviene nei tessuti del corpo può essere classificato come cancro. Alcuni cambiamenti nei tessuti possono sviluppare il cancro per negligenza e vengono tenuti sotto trattamento costante. L'iperplasia si può verificare, l'Organizzazione Mondiale della Sanità stima che oltre 1,6 milioni di nuovi casi di cancro saranno scoperti negli Stati Uniti e più di 600.000 migliaia di persone moriranno per queta malattia.

Come il cancro colpisce il corpo

Il cancro ha diversi modi per attaccare il corpo umano. Il flusso sanguigno umano aiuta l'ossigeno a passare attraverso gli organi vitali, fornendo loro ossigeno e sostanze nutritive per il normale funzionamento. Quando le cellule cancerose si diffondono attraverso il sangue, possono moltiplicarsi e diffondersi in tutto il corpo. Questo porta alla morte delle cellule e dei tessuti, visto che il sangue non viene fornito correttamente. Il sistema più importante che viene colpito dal cancro è il sistema immunitario. Il ruolo del sistema immunitario nel corpo umano è quello di proteggere il corpo contro le malattie e le infezioni causate da batteri, funghi, parassiti o virus. Questo sistema risponde alla presenza di corpi estranei nel corpo, attaccandoli, limitandoli e sopraffandoli. Diffondendosi nel sistema immunitario questo non sarà più in grado di svolgere le sue funzioni in modo corretto. Il midollo osseo è dove si producono i globuli bianchi che combattono le malattie. Il cancro penetra nel midollo osseo rendendogli impossibile produrre globuli bianchi e porta alla debolezza del sistema immunitario. Malattie diverse richiedono diverse quantità di globuli bianchi ed il cancro può compromettere la capacità del corpo a combattere anche le più piccole malattie. Il sistema ormonale, noto come sistema endocrino, è un altro obiettivo del cancro. Questo sistema di ghiandole ed organi produce ormoni che aiutano la funzione corretta del corpo ed il cancro può inserirsi in queste funzioni rilasciando i propri ormoni. Questa intrusione può portare a sintomi noti come sindromi paraneoplastiche. Il cancro al polmone, per esempio, rilascia ormoni che causano l'intorpidimento delle mani e dei piedi e causano anche debolezza e vertigini nauseanti. Il sistema linfatico del corpo può anche essere affetto dal cancro, che viene intrappolato nei linfonodi e poi comincia a crescere. Il ruolo principale del sistema linfatico è intercettare e distruggere i batteri, ma non c'è molto che il sistema linfatico possa fare contro la presenza del cancro nel sistema stesso. L'intero corpo può essere preso di mira dal cancro, visto che le cellule cancerose si diffondono attraverso il flusso sanguigno e distruggono le cellule ed i tessuti sani. Questo processo è noto come invasione e le cellule cancerose possono anche crescere creando globuli di cui si nutrono, comportamento noto come angiogenesi. Le cellule cancerose che si raggruppano e crescono insieme possono diventare tumori, tuttavia, non tutti i tumori sono cancerosi in quanto sono separati in benigni e maligni.

Quali sono le cause del cancro

Il cancro è una malattia molto complessa e può essere causata da numerosi fattori. Esploreremo alcune delle cause più comuni di cancro per capire meglio questa malattia.

1. Genetica

Questa non è una causa molto comune di cancro perché il cancro è creato da una singola cellula superstite che si sviluppa durante tutta la vita della persona. Ci sono tipi di cancro che trovano più facile crescere sui corpi che hanno informazioni genetiche e molecolari ereditate dai geni delle precedenti generazioni. Questi geni rendono più facile la crescita di cellule tumorali, ma sono piuttosto rari.

2. Esposizione al sole ed ai raggi UV

Non ci rendiamo conto che durante tutti i giorni, anche nelle giornate piovose, siamo esposti ai raggi ultravioletti nocivi del sole. Il 95% dei tumori della pelle sono causati da una prolungata esposizione alla luce solare ed a negligenza. Le radiazioni UV possono provenire anche da altre fonti, come i solarium, i lettini e le lampade solari. Il sole danneggia la pelle quando vengono bruciati i materiali genetici presenti in essa, causando scottature. Questo danno può accumularsi nel tempo e le cellule del cancro della pelle possono crescere e diffondersi in tutta la pelle.

3. Tabacco

Il tabacco è la principale causa di cancro e dei decessi per cancro al mondo. Esso provoca numerosi tipi di cancro e non esiste un modo sicuro di consumare tabacco. Il fumo che inali contiene oltre 7000 sostanze chimiche ed oltre il 10% di esse può causare il cancro. Alcune delle sostanze chimiche cancerogene contenute nelle sigarette oggi sono: la nicotina, il cianuro, il metanolo, l'ammoniaca, il monossido di carbonio, il cloruro di vinile, il cadmio, il cromo e tante altre.

4. Dieta

Una delle cause più probabili di cancro è parte delle scelte che facciamo ogni giorno. Ogni giorno scegliamo quale cibo mangiare e le scelte sbagliate possono portare a conseguenze negative. La maggior parte delle persone non presta attenzione al cibo e consuma alimenti cancerogeni quotidianamente. Gli alimenti che hanno elevate quantità di sale sono molto dannosi per il corpo umano visto che il sale può essere molto dannoso per lo stomaco. Una percentuale elevata di sale può danneggiare il rivestimento dello stomaco, che rende lo stomaco più esposto agli alimenti ed alle sostanze chimiche cancerogene. Il modo in cui vengono preparati i prodotti alimentari è molto importante. Mentre le verdure fresche, come i pomodori, possono combattere il cancro e sono utili per il corpo. Se lavori ed inscatoli queste verdure, possono avere un effetto negativo sul corpo, a volte possono anche essere cancerogene.

Quasi tutti i cibi in scatola contengono un rivestimento che conserva la loro freschezza. Questo prodotto chimico è chiamato bisfenolo-A e può essere trovato in quasi ogni cibo in scatola. E' stato confermato che questo è un prodotto chimico cancerogeno e deve essere evitato. La carne in scatola e le carni rosse sono anche note per promuovere la crescita di cellule cancerose nelle viscere. Gli zuccheri raffinati, gli oli idrogenati, le patatine fritte e le patatine in sacchetto, le bibite e la farina bianca sono cibi collegati alla crescita del cancro.

5. Alcol

Il consumo di alcol è stato a lungo collegato al cancro. I tipi più comuni di tumori causati dall'alcol sono i tumori del tratto digestivo e del fegato. L'alcol viene convertito in acetaldeide quando entra nel corpo e questa sostanza può danneggiare il DNA e fermare la riparazione delle cellule. Questo prodotto chimico fa crescere anche le cellule epatiche più rapidamente, il che può risultare dalla crescita di cellule cancerose e dalla loro rapida diffusione.

6. Sostanze cancerogene varie

Un agente cancerogeno è una sostanza chimica che è direttamente collegata al cancro. Queste sostanze possono danneggiare le cellule ed interrompere il loro processo di recupero metabolico. Alcuni agenti cancerogeni sono sempre stati presenti in natura, come le carni rosse ed il tabacco. Ci sono molte fonti esterne in cui le sostanze cancerogene sono presenti, come la benzina.

La benzina contiene alcol e sostanze aromatiche che possono essere molto dannose. Vernici ed adesivi contengono benzene, che è anche molto pericoloso e l'amianto è una delle sostanze cancerogene più

pericolose al mondo, dato che le sue
fibre possono essere respirate.

7. Stile di vita

A parte l'esposizione ad agenti
cancerogeni ed alle cattive scelte
dietetiche, il modo in cui vivi può
anche renderti vulnerabile al cancro.
La seconda causa di cancro nel Regno
Unito è l'obesità ed il sovrappeso. La
mancanza di esercizio fisico ed uno
stile di vita passivo può avere gravi
conseguenze. Si sa che i tessuti grassi
producono quantità eccessive di
estrogeni ed un alto livello di
estrogeni può portare al cancro
endometriale e della mammella.
Essere in sovrappeso significa anche
avere un elevato livello di insulina nel
sangue, che può portare alla crescita
di tumori. Le cellule adipose

producono anche leptina che stimola o inibisce la crescita delle cellule cancerose. Il basso livello di infiammazione associata a persone in sovrappeso è anche un fattore molto pericoloso.

La maggior parte degli organi comuni a cui si diagnostica il cancro

Esistono oltre 100 tipi di tumori e si concentrano su aree ed organi del corpo differenti. A scopo informativo e per ulteriori spiegazioni, esploreremo alcuni dei più comuni tipi di cancro.

1. Cancro ai polmoni

Il cancro ai polmoni è causato dalla presenza di un tumore maligno nei polmoni che è causato dalla crescita incontrollata delle cellule nel tessuto polmonare. Alcuni dei sintomi più comuni includono la perdita di peso, tosse eccessiva, mancanza di respiro e dolori al torace. I tumori polmonari sono divisi in due tipi, il cancro del polmone a piccole cellule ed il cancro del polmone non a piccole cellule. Il trattamento del cancro ai polmoni dipende dal tipo di cancro. Il cancro ai polmoni ha uno dei tassi di mortalità più alti.

2. Cancro al cervello

Quando le cellule iniziano a crescere in modo anomalo nel cervello umano, siamo in presenza di un cancro al cervello. Questa crescita anormale porterà a danneggiare il controllo muscolare, la sensazione, la memoria ed altre funzioni vitali del corpo. I tumori cerebrali, noti come neoplasia intracranica sono classificati in due tipi. Il tumore primario, che inizia a crescere nel cervello e i tumori secondari che si diffondono da altre parti del corpo. I sintomi più comuni causati dal cancro al cervello sono: mal di testa, nausea, convulsioni, vomito, problemi di equilibrio ed anche sonnolenza.

3. Cancro al seno

Il cancro al seno si verifica quando un numero anomalo di cellule inizia a crescere nei seni. Le cellule sono spesso raggruppate e formano tumori, che possono essere sentiti fisicamente come grumi. Questi tumori possono essere visti anche con i raggi X. Se non curato, il tumore si può diffondere a tutto il corpo. I sintomi del cancro al seno sono gonfiore del seno, dolori al seno o a capezzoli, squame, ispessimento del capezzolo ed arrossamento. Il cancro al seno è per lo più diagnosticato alle donne.

4. Cancro al collo dell'utero

La parte più bassa dell'utero è chiamata cervice e quando le cellule crescono in modi anomali e si diffondono, si parla di cancro al collo dell'utero. Il cancro della cervice non mostra sintomi immediati ed appare solo quando il tumore è diventato invasivo e sta crescendo nei tessuti circostanti. I sintomi più comuni del cancro alla cervice sono: dolori durante i rapporti sessuali, anomalo sanguinamento vaginale, sanguinamento dopo il rapporto sessuale e sanguinamento più pesante durante i cicli mestruali. Puoi notare insolite perdite vaginali mescolate con il sangue del ciclo mestruale o dopo la menopausa.

5. Cancro alle ovaie

Il cancro può anche crescere nelle ovaie e succede per la distribuzione anormale e per la crescita delle cellule. I sintomi più importanti non possono essere sentiti fino a quando il cancro non è diventato invasivo e progredisce in ulteriori fasi.

Il cancro ovarico è più comune nelle donne che hanno i tassi più elevati di ovulazione, o nelle donne che non hanno figli. Il cancro ovarico può avere molti sintomi diversi quali: mal di stomaco, stanchezza, dolore pelvico o addominale, problemi urinari, mal di schiena, dolori durante i rapporti sessuali, costipazione, perdita di peso e anche il gonfiore della zona addominale.

6. Cancro della pelle

Il cancro può crescere anche nella pelle e questo tipo di cancro è chiamato cancro della pelle. Lo sviluppo anormale delle cellule e la crescita nella pelle possono causarlo. Ci sono due diversi tipi di cancro della pelle: il cancro della pelle a cellule basali ed il melanoma. Più del 90% dei casi di cancro della pelle sono causati da una prolungata esposizione ai raggi ultravioletti del sole.

I raggi UV sono il fattore principale che causa tutti e due i tipi di cancro ed i sintomi comprendono ulcere nella pelle, arrossamenti, desquamazione e macchie della pelle e persino scolorimento della pelle.

7. Cancro alla prostata

Il cancro alla prostata è il secondo tumore più comune diagnosticato in pazienti di sesso maschile. Quando le cellule nella prostata iniziano a crescere ed a diffondersi in modo anomalo, nasce il cancro alla prostata. Alcune cellule tumorali della prostata possono crescere e diffondersi molto rapidamente, ma di solito ci vuole un lungo periodo di tempo per che possa sviluppare ulteriori fasi. La prostata si trova solo negli uomini ed è di fronte al retto e proprio sotto la vescica. Le cellule della ghiandola che producono il liquido prostatico, una componente critica dello sperma. Queste cellule possono crescere in modo irregolare sviluppando il cancro alla prostata. I sintomi più comuni del cancro alla prostata sono: sangue nelle urine o nello sperma, mal di schiena, dolore all'anca, minzione frequente, la disfunzione erettile ed un debole flusso urinario.

8. Cancro del pancreas

Il pancreas è un organo ghiandolare che si trova dietro lo stomaco ed il suo ruolo è secernere l'ormone di regolazione dello zucchero, l'insulina. Le cellule possono crescere in modo anomalo e moltiplicarsi all'interno dell'organo. Il tumore al pancreas di solito avviene dopo i 40 anni e può colpire chi fuma il tabacco, chi è obeso, chi ha il diabete e, talvolta, chi ha malattie genetiche rare.

Tuttavia, un quarto dei casi è direttamente collegato al consumo di tabacco. Il tumore al pancreas inizia a diffondersi molto rapidamente al fegato e questo è noto come ittero. I sintomi più comuni del cancro al pancreas sono: urine scure, feci grasse e colorate, perdita di peso, disturbi allo stomaco, vomito, ingrossamento del fegato e prurito della pelle. I sintomi possono anche indurre il diabete e anomalie del tessuto adiposo.

9. Cancro al colon

Il cancro al colon è noto anche come cancro intestinale e si sviluppa dalle cellule cancerose del colon o del retto. Le cellule anormali possono diffondersi attraverso il corpo e colpire altri organi. La maggior parte dei casi di cancro del colon sono legati a fattori di età e di stile di vita. L'obesità, il fumo e la mancanza di attività fisica può portare al cancro del colon. Fattori dietetici come il consumo di carne rossa, carni in scatola ed alcol sono anche noti. Una volta che si compie 50 anni, si consiglia di sottoporsi ad uno screening, visto che la diagnosi precoce di questo tipo di tumore può aiutare ad evitare la morte. Il cancro al colon provoca sintomi come la costipazione, il sangue nelle feci, dolori addominali, diarrea, perdita di peso, la crescita di protuberanze nello stomaco e carenze inspiegabili di ferro negli uomini. Le donne soffrono di carenza di ferro dopo la menopausa.

10. Cancro all'utero

Questo è il cancro più comune che si riscontra nel sistema riproduttivo delle donne. Il cancro inizia quando le cellule sane situate nell'utero iniziano a crescere in modo anomalo, creando un tumore. Il cancro uterino è suddiviso in due tipi principali, l'adenocarcinoma ed il sarcoma. L'American Chemical Society (ACS) stima che nel 2016, a 60.000 donne sarà diagnosticato il cancro all'utero e 10.000 donne moriranno. Il sintomo più comune di questo tipo di tumore è il sanguinamento vaginale anomalo. Gli scarichi possono essere flussi acquosi, flussi di sangue o scarichi mescolati con il sangue. I sintomi includono una minzione dolorosa, dolore durante i rapporti sessuali, dolori nella zona pelvica e una minzione anormale. Il 10% delle donne con diagnosi di cancro uterino hanno una massa tumorale pelvica.

Carcinoma

I tipi più comuni di tumori sono i carcinomi. Vengono creati dalle cellule epiteliali che rivestono le superfici interne ed esterne del corpo. I carcinomi iniziano da diversi tipi di cellule epiteliali che hanno nomi specifici.

- Adenocarcinoma è un cancro che si forma nelle cellule epiteliali che rendono i fluidi viscosi, che coprono le superfici corporee, liquide e mucose.

- Il carcinoma a cellule di transizione è un tumore che si forma in un tipo di tessuto epiteliale situato nel rivestimento della vescica, dell'uretere e di alcune parti dei reni.

- Il carcinoma basocellulare è un tumore che inizia nello strato più basso dell'epidermide, essenzialmente nella pelle della persona.

- Il carcinoma a cellule squamose è un cancro che si forma nelle cellule squamose, nello strato che si trova proprio sotto la pelle. Questo tessuto riveste anche molti altri organi come la vescica, i polmoni, l'intestino, lo stomaco ed i reni.

Sarcoma

I sarcomi sono tumori che si formano nelle ossa e nei tessuti molli, come i muscoli, il grasso, i vasi sanguigni, il tessuto fibroso ed i vasi linfatici.

L'osteosarcoma è il tipo più comune di cancro alle ossa ed i tipi di cancro leggero includono il leiomiosarcoma, il sarcoma di Kaposi, il liposarcoma, il dermatofibrosarcoma di Darier-Ferrand, ecc.

Leucemia

Il cancro che cresce nel tessuto che forma il sangue nel midollo osseo è chiamato leucemia. Ci sono diversi tipi di leucemie, raggruppati per velocità con cui la malattia progredisce e quanto spesso accade. Questi tumori non sono solidi, invece il gran numero di globuli bianchi infetti si accumula nel sangue e nel midollo osseo.

Il basso livello di cellule normali nel sangue mette in difficoltà il corpo e gli impedisce di ottenere l'ossigeno necessario per i suoi tessuti. Il sistema immunitario si indebolisce anche pesantemente ed il sanguinamento è difficile da fermare.

Linfoma

Il linfoma è un cancro che colpisce i globuli bianchi che combattono le malattie e che aiutano il nostro sistema immunitario. Linfociti anomali si accumulano nei linfonodi e vasi, causando il linfoma. Ci sono due diversi tipi di linfoma, il linfoma di Hodgkin e quello non-Hodgkin.

Mieloma multiplo

Il mieloma multiplo è il cancro che cresce nelle cellule del plasma del corpo. Le cellule di mieloma anormali si accumulano nel midollo osseo e formano tumori in tutte le ossa del corpo.

Melanoma

Il melanoma è il cancro che inizia nelle cellule speciali che fabbricano la melanina (il pigmento della pelle). La maggior parte dei melanomi si forma sulla pelle, ma ci sono melanomi anche in altre parti pigmentate, come l'occhio.

Cos'è la vitamina B17?

Il laetrile, spesso definito come vitamina B17, anche se non è una vera vitamina. E' un metà natuale e metà creato dall'uomo ed è ricavato dalla frutta a guscio e da noccioli di molti frutti, in particolare dell'albicocca. Dopo aver elaborato i primi gusci e noccioli, si crea l'amigdalina una sostanza naturale. Le cellule umane sane contengono naturalmente l'enzima rodanese che funge da neutralizzatore per il benzaldeide e l'acido cianidrico, che si trovano nella B17. Questi enzimi sono poi convertiti in composti nutrienti chiamati Tiocianati ed acido benzoico. Il glucosio fornisce la B17 alle cellule cancerogene perché non hanno l'enzima rodanese. Al contrario, esse hanno il Beta-glucosidasi. Questo enzima si trova solo nelle cellule tumorali e combinato con il Benzaldeide ed il cianuro, crea un veleno che bersaglia le cellule tumorali specificamente.

Il laetrile è un modo molto efficace per combattere il cancro, tuttavia si ricorda che non è un trattamento primario del cancro.

Come funziona?

Il laetrile è uno dei trattamenti per il cancro alternativi più popolari e più efficaci disponibili. Per aumentare l'efficienza del laetrile, si raccomanda di seguire una dieta nutritiva rigorosa ed acquistare gli altri numerosi integratori.

Il laetrile mira ed uccide le cellule cancerose, mentre ripara il sistema immunitario per respingere le possibilità future di cancro.

La scienza dietro il Laetrile

Quando le molecole di laetrile incontrano le cellule tumorali, si scompongono in due molecole di glucosio, una molecola di cianuro di idrogeno ed una di benzaldeide. In un primo momento, si pensava che la molecola di acido cianidrico fosse la principale molecola ad uccidere le cellule tumorali, ma studi successivi hanno dimostrato che la molecola di benzaldeide è il killer delle cellule tumorali più efficace.

La terapia di Laetrile è un trattamento a lungo termine. Nonostante l'efficacia della molecola di benzaldeide, questo trattamento richiede un po' di tempo per funzionare. Questo perché la molecola di laetrile interagisce prima con le cellule non cancerose. Quando questo accade, la molecola di laetrile non ha alcuna possibilità di interagire con le cellule cancerose. Il

41

rodanese è molto efficace contro il laetrile ed è per questo che se ne deve ingerire una grande quantità nel corso di un periodo prolungato, in modo che il laetrile sopravvissuto, alla fine, attacchi le cellule cancerose.

Il secondo passo per aiutare il trattamento a progredire è la dieta. La dieta di laetrile è stata progettata per costruire la chimotripsina e la tripsina nel corpo, permettendo loro di lavorare sulle cellule tumorali. Scompongono gli enzimi intorno alle cellule tumorali e le espongono ai globuli bianchi del sangue. Ora i globuli bianchi possono identificare il cancro ed ucciderlo.

Il piano di trattamento

Questa terapia viene dal libro di Philip Binzel, „Alive and Well". Qualsiasi trattamento del cancro inizia con l'organizzazione della dieta e la scelta di ciò che si può o non si può più mangiare. Questa dieta è molto simile alla dieta con frutta e verdura fresche (Raw Food diet). Tuttavia, la dieta di Binzel non include frutta e verdura. Studi hanno dimostrato che la frutta e la verdura contengono sostanze nutritive che uccidono il cancro.

L'opzione migliore è quella di mescolare la Raw Food diet con il laetrile. Inizia a consumare più alimenti della dieta Raw Food diet che sono ad alto contenuto di laetrile, come ad esempio frutta, semi, cereali e noci.

Al fine di rendere efficace il funzionamento del laetrile, sono necessari questi integratori:

- Zinco
- Vitamina C
- Magnesio

- Manganese
- Selenio
- Vitamine B6, B9 e B12
- Vitamina E
- Vitamina A

Se preferisci prendere un multivitaminico, calcola cosa manca e compensa le carenze.

Binzel, inoltre, raccomanda il Megazyme Forte, ricco di tripsina, bromalina, zinco e chimotripsina. Due pillole tre volte al giorno è la dose raccomandata. E' fondamentale ingerire enzimi pancreatici o proteolitici durante la terapia di laetrile.

Poiché la proteina è un macronutriente necessario, Binzel permette i cereali, le noci ed i fagioli che sono ricchi di proteine, anche se devono essere cucinati. Tutto ciò che proviene da un animale è vietato.

Come ottenere il laetrile

A causa delle normative della Food and Drug Administration, gli integratori di laetrile possono essere quasi impossibili da acquistare, pur essendo un integratore naturale perfettamente sicuro. I medici sono tenuti a testimoniare alla FDA che stanno utilizzando il laetrile, rendendolo illegale. Puoi acquistare on-line il laetrile sottoforma di noccioli di albicocca. I gusci duri che si trovano nel mezzo di una pesca o di un'albicocca nascondono semi all'interno. Se rompi il guscio duro del nocciolo del frutto, con un martello, uno schiaccianoci o delle pinze, troverai un piccolo nocciolo che sembra una mandorla. Questo è più morbido di una mandorla e certamente non ha lo stesso sapore. Questo seme è ricco di laetrile naturale. Se cerchi con Google "noccioli di albicocca" appariranno un sacco di risultati e troverai un sacco di negozi che li vendono. I noccioli vengono sigillati in un sacchetto ancora freschi ed il prezzo non è elevato. Il dosaggio raccomandato va da 24 a 40 noccioli al giorno, distribuiti nell'arco della giornata. Le persone in remissione, devono prendere un minimo di 16 noccioli al giorno. Altri alimenti ricchi di laetrile sono il grano saraceno ed il grano di miglio. I semi delle bacche come i lamponi rossi sono pieni di laetrile. I lamponi rossi sono anche loro dei killer del cancro, hanno l'acido ellagico, un composto fenolico chimico. L'acido ellagico può essere trovato in molti alimenti, ma è più denso nei lamponi rossi ed anche nelle fragole. Ricordati di comprare gelatina in cui sono stati conservati i semi della frutta, che è una buona fonte di laetrile. I noccioli di albicocca rimangono comunque la migliore fonte di laetrile. Si consiglia di pensare al futuro e piantare alberi di albicocca in luoghi i cui è possibile accedere. Altre fonti includono i noccioli di pesca, i semi d'uva, le more, i mirtilli, i germogli di soia, le fragole, i fagioli di lima, ecc. La FDA ha dichiarato il laetrile come sostanza tossica, tuttavia questa è tutta una menzogna. Philip Binzel ha scritto un libro "Alive and Well" che descrive il suo viaggio attraverso il trattamento del cancro, che testimonia l'importanza del laetrile e mostra come è divenuto una sostanza illegale. Si raccomanda di ingerire le pillole di laetrile con acqua naturale durante un pasto, per aiutare anche la digestione delle sostanze chimiche.

Gli effetti collaterali del laetrile

Uno degli effetti collaterali del laetrile è la bassa pressione sanguigna. Questo accade perché si forma un tiocianato, che abbassa la pressione sanguigna. Per permettere al metabolismo di liberare acido cianidrico, acetone, zucchero e benzaldeide, il nitriloside deve essere idrolizzato. L'effetto collaterale non è un problema per la maggior parte delle persone, ma per le persone che prendono già farmaci per la pressione sanguigna questo potrebbe essere un problema significativo. Molte persone che seguono la dieta di laetrile utilizzano anche enzimi proteolitici. Gli enzimi proteolitici sono diluenti del sangue e non dovrebbero essere usati con anticoagulanti prescritti a meno che il medico non acconsenta all'utilizzo di entrambi i trattamenti. Si raccomanda di fare attenzione quando si utilizzano gli enzimi proteolitici, in quanto sono potenti diluenti del sangue. Utilizzando il laetrile con i probiotici può aumentare la quantità di cianuro di idrogeno e questo creerebbe effetti collaterali negativi. Si raccomanda di pensare bene a combinare i trattamenti contro il cancro. Leggere attentamente le etichette e le avvertenze per vedere se uno dei trattamenti che si sta seguendo ha effetti negativi se combinato con il laetrile.

Altri trattamenti noti contro il cancro

Ci sono diversi trattamenti contro il cancro disponibili ed esploreremo alcuni delle opzioni più popolari.

1. Chirurgia

La chirurgia è un'opzione di trattamento in cui un chirurgo esperto esegue un'incisione fisica sul corpo. Le procedure di solito includono il tagliare la pelle, i muscoli e talvolta persino le ossa. Il tessuto canceroso, di solito in forma di tumore, viene tagliato via dal corpo per fermarne la propagazione. Questo è un metodo di trattamento molto efficace, ma non è sempre fattibile.

I pazienti sono, di solito, sottoposti all'effetto di potenti tranquillanti ed anestesia, perché tali intrusioni possono essere molto dolorose.

2. Chemioterapia

La chemioterapia funziona uccidendo le cellule del corpo che stanno per dividersi in 2 nuove cellule. Il nostro corpo è composto da miliardi di cellule. Una volta che siamo pienamente maturi, la maggior parte delle cellule del nostro corpo non si divide e moltiplica spesso. Le cellule si dividono solo quando si verifica un danno e se hanno bisogno di riparare / guarire un tessuto. Il cancro fa in modo che le cellule si moltiplichino senza fermarsi, causando un grande gruppo di cellule, che creano un grumo, il tumore. Perché si dividono e moltiplicano in continuazione, queste cellule sono molto suscettibili di essere prese di mira dalla chemioterapia.

Tuttavia, il corpo ha cellule che si dividono e si moltiplicano costantemente. Queste includono i capelli, il midollo osseo e le cellule della pelle. Visto che si dividono sempre, vengono anche danneggiate dalla chemioterapia. Ma questo effetto collaterale di solito non dura per lunghi periodi di tempo ed i sintomi scompaiono dopo la fine sistematica del trattamento.

3. Radioterapia

Le cellule tumorali possono essere uccise con alte dosi di radiazioni e questo metodo è anche usato per ridurre i tumori. La quantità concentrata di radiazioni uccide le cellule tumorali ed impedisce loro di tornare. Le radiazioni forniscono anche un sollievo dal dolore causato dal cancro.

Tuttavia, la radioterapia richiede un certo tempo per essere efficace. Di solito dopo i primi giorni o settimane di trattamento le cellule tumorali iniziano a morire. Dopo di che, l'effetto letale della terapia continuerà ad uccidere le cellule tumorali, anche dopo settimane o mesi di radioterapia. Ci sono due diversi tipi di terapia di radiazioni, la radioterapia esterna e la radioterapia interna.

La radiazione si prende anche un pedaggio dal corpo e può uccidere le cellule sane. Questo può avere un impatto negativo e la stanchezza è un sintomo comune della radioterapia. I medici tengono sempre una traccia dei danni arrecati alle cellule sane dalle radiazioni.

4. Trapianto di cellule staminali

Questo tipo di trattamento ripristina le cellule che formano il sangue nelle persone che soffrono per un basso numero di globuli a causa degli effetti negativi della chemioterapia o della radioterapia. Le cellule staminali non sono una cura diretta contro il cancro, ma aiutano una persona a recuperare la capacità di riprodurre le cellule staminali.

Le persone più comuni che ricevono questo trapianto sono pazienti con diagnosi di linfoma o leucemia. Il trapianto di cellule staminali può avere effetti negativi, dato che a volte i globuli bianchi del paziente che riceve la terapia identificano le cellule del donatore come intruse e poi le distruggono. Questo viene trattato con steroidi che sopprimono il sistema immunitario, creando una via di uscita alle infezioni.

5. Ormone terapia

La terapia ormonale è un trattamento utilizzato per i pazienti con diagnosi di tumori che si diffondono attraverso le ghiandole. Questo include tumori alla prostata e tumori al seno, visto che usano gli ormoni per crescere.

La terapia ormonale agisce bloccando la capacità del corpo di produrre ormoni o rallentandola.

Gli effetti collaterali variano dal tipo di terapia che viene utilizzata, ma di solito comprendono vampate di calore, ossa indebolite, diarrea, nausea, stanchezza, basso desiderio sessuale e sbalzi d'umore.

Come gestire i sintomi di trattamento del cancro

Qualsiasi forma di trattamento del cancro, è essenzialmente una battaglia all'interno del corpo. Le cellule sane lottano contro le cellule tumorali. Appena il trattamento viene applicato, le cellule tumorali cominciano a morire, ma colpisce anche il corpo e questo crea danni a lungo andare. Molti trattamenti contro il cancro hanno numerosi effetti collaterali come la perdita di capelli, nausea, diarrea, decolorazione della pelle, stanchezza, ecc. Questi effetti collaterali possono lasciare il paziente molto stanco, demotivato e generalmente infelice. Questa è una parte molto importante nella battaglia contro il cancro e si raccomanda di tentare di combattere gli effetti collaterali. Integrando l'efficacia del trattamento con questi trattamenti alternativi ti aiuterà ad alleviare molti sintomi di trattamento del cancro.

Parlare con il medico dei trattamenti alternativi che possono aiutare ti darà una chiara idea del miglior piano da seguire. Se provi ansia, andare ad una sessione di ipnosi ti aiuterà ad alleviare l'ansia ed a raggiungere uno stato di calma. Anche i massaggi e la meditazione ti possono aiutare a difenderti dall'ansia. La fatica può essere sconfitta facendo l'esatto contrario, facendo esercizio. Appena il corpo si esercita, le cellule iniziano a funzionare meglio, in quanto più ossigeno viene pompato attraverso di loro. Questo darà battaglia all'effetto della fatica e anche fare yoga ti aiuterà a liberarti dalla fatica. La nausea ed il vomito possono essere combattuti con l'agopuntura, l'aromaterapia, l'ipnosi, la musicoterapia ed il consumo della cannabis. L'aromaterapia, l'ipnosi, le sedute di massaggi e l'agopuntura ti possono aiutare a dormire meglio, visto che proverai dolore durante il trattamento. I problemi di sonno possono essere facilmente risolti con l'esercizio fisico, lo yoga ed il consumo della famiglia dell'indica della pianta di cannabis.

Lo stress è anche un altro fattore importante che deve essere combattuto e andare ad una sessione di yoga, di tai chi, di ipnosi, di esercizio fisico ed il consumo di cannabis ti aiuteranno a combatterlo. Tuttavia, l'idea principale è che la diagnosi precoce è meglio che curare la malattia. Rilevando il cancro nelle sue prime fasi, renderà la malattia più facile da trattare e talvolta anche un semplice intervento chirurgico può eliminare il problema. Assicurati di fare regolari escursioni e visite dal medico, visto che scoprirlo presto potrebbe risparmiarti i problemi del trattamento. Il cancro è un problema molto serio e quindi deve essere trattato seriamente e capire come la malattia funziona ti aiuterà a capire la sua gravità.

Disconoscimento

Introduzione

Utilizzando questo libro, accetti in pieno queste condizioni.

Nessuna indicazione

Il libro contiene informazioni. L'informazione non è un'indicazione e non dovrebbe essere recepita come tale.

Se pensi di avere una malattia dovresti consultare immediatamente il medico. Non ritardare, trascurare o seguire mai in maniera discontinua le indicazioni del medico a causa delle informazioni del libro.

Nessuna rappresentanza o garanzia

Escludiamo nella misura massima della legge applicabile alla sezione sottostante ogni rappresentanza, garanzia e iniziativa relativa al libro.

Fatta salva la generalità del paragrafo precedente, non rappresentiamo, garantiamo e non ci impegniamo o assicuriamo:

- che le informazioni contenute nel libro siano corrette, accurate, complete o non ingannevoli;

- che l'uso della guida nel libro porterà particolari risultati.

Limitazioni ed esclusioni di responsabilità

Le limitazioni ed esclusioni della responsabilità descritte in questa sezione e altrove in questo disclaimer: sono soggette alla sezione 6 sottostante; impediscono tutte le responsabilità derivanti dal disclaimer o relative al libro, incluse le responsabilità inerenti al contratto, a illeciti civili o per violazione degli obblighi di legge.

Non siamo responsabili di qualsiasi perdite o eventi che vanno oltre il nostro controllo.

Non siamo responsabili riguardo a perdite economiche, perdite o danni a guadagni, reddito, utilizzo, produzione, risparmi, affari, contratti, opportunità commerciali o favori.

Non siamo responsabili riguardo a qualsiasi perdita o danneggiamento di qualsiasi dato, database o programma.

Non siamo responsabili riguardo a qualsiasi particolare perdita o danno indiretto o conseguente.

Eccezioni

In questo disclaimer niente può: limitare o escludere la nostra responsabilità di morte o lesione personale causata da negligenza; limitare o escludere la nostra responsabilità per frode o false dichiarazioni; limitare le nostre responsabilità in qualsiasi modo vietato dalla legge; o escludere le nostre responsabilità che non possono essere escluse dalla legge.

Separabilità

Se una sezione di questo disclaimer è giudicata illegale e/o inapplicabile dalle autorità competenti, le altre sezioni continuano ad essere valide.

Se qualsiasi sezione illegale e/o inapplicabile sarebbe legale o applicabile cancellandone una parte, verrà considerata la possibilità di cancellare quella parte e il resto della sezione continuerà ad essere valida.

Legge e giurisdizione

Questo disclaimer sarà disciplinato e intepretata conformementedalla legge svizzera, e ogni disputa relativa a questo disclaimer sarà soggetta all'esclusiva giurisdizione dei tribunali della Svizzera.

9 782322 243242